AF298109

PUBLICATIONS DE *LA TRIBUNE MÉDICALE*

NOUVELLES REMARQUES

CONCERNANT

LA MOLE HYDATIFORME

OU

L'HYDROPISIE DES VILLOSITÉS DU CHORION

PAR

G. J. MARTIN-SAINT-ANGE

PARIS

IMPRIMERIE DE VICTOR GOUPY

5, RUE GARANCIÈRE.

1868

LA MOLE HYDATIFORME

OU L'HYDROPISIE DES VILLOSITÉS DU CHORION

Le 17 février 1867, je lisais dans le journal *la Réforme médicale* une intéressante observation de môle hydatiforme, publiée par M. Pujos sous le titre d'*hydatides de l'utérus simulant la grossesse*, titre que notre savant confrère M. le Dr Mattei, en rendant compte du fait, a, avec raison, remplacé par celui de *môle hydatiforme*, exprimant mieux la chose.

A ce propos, j'ai dit dans le même journal *la Réforme*, du 31 mars 1867 : « Quant à la consti-
« tution des môles hydatiformes en général, il
« n'est point douteux qu'elles ne soient le résultat
« de dilatations anormales des villosités du cho-
« rion, dépourvues de vaisseaux sanguins. Je
« possède, dans ma collection de pièces patholo-
« giques et de dessins, la démonstration évidente
« de ce fait. En effet, là où l'allantoïde vasculaire de
« l'embryon ne s'est pas assez développée (fig. 1, *g*)

« pour se mettre en contact avec un certain nombre
« de villosités choriales primitives, on voit celles-
« ci, remplies de sérosité, se développer démesu-
« rément et l'embryon périr, puis disparaître en
« partie ou en totalité, par une sorte de macéra-
« tion dans l'eau de l'amnios où il est plongé.
« C'est sans doute dans ce cas qu'on a pu croire
« à l'existence d'une poche membraneuse conte-
« nant des hydatides, et donner à tort, à des
« grossesses véritables originairement, le nom
« d'*hydatides de l'utérus.* »

Cette manière de voir, toutefois, bien que basée
sur des faits rendus évidents par l'étude de l'embryologie, ne semble pas encore être entièrement
partagée par l'universalité des médecins. Pour
certains d'entre eux, même, le titre de môle n'im-
pliquerait pas absolument l'idée de la conception.
Cependant les produits expulsés ayant été mieux
examinés, depuis quelque temps, on a fini par les
regarder comme étant toujours le résultat de la
fécondation, d'une grossesse troublée dans son
évolution et de l'hydropisie des villosités du chorion. Voilà, si je ne me trompe, où en est la
science relativement aux môles hydatiformes. Et
pourtant tandis que les uns, et c'est le plus grand
nombre, attribuent la maladie en question à l'hydropisie des villosités choriales (1), d'autres pen-

(1) Voici la lettre que notre très-honoré confrère, M. le
D^r Le Ray, a bien voulu nous adresser à ce sujet :

Monsieur le docteur,

C'est avec un très-grand intérêt que j'ai lu dans le journal

sent que ce sont plutôt de véritables hydatides développées dans l'utérus, et il y en a même, et de fort

la Réforme médicale du 31 mars 1867 les réflexions que vous y
avez publiées au sujet de la dénomination impropre, d'*hydatides
de l'utérus*, dont la plupart des accoucheurs se servent encore
pour désigner ce produit des accouchements dans lesquels les
filaments du chorion ont passé à l'état hydatoïde, et que, pour
cette raison, l'on a pris d'abord pour des vers hydatiques.

Dans ces cas de grossesse, le développement vésiculeux des
filaments devient parfois excessif, et le long délai qui est mis à
leur expulsion occasionne alors chez les femmes des dangers im-
minents et la mort même, comme vous en donnez des exem-
ples.

Vous nous expliquez très-bien et avec justesse, je pense, la
cause de la première formation de ces prétendues hydatides,
et la disparition si fréquente du fœtus, dans ce cas, par sa
mort et son absorption dans le liquide ambiant.

Aussi, cette mort du fœtus et son absorption étant le cas le
plus ordinaire dans la présence de ces môles hydatiformes, et,
par contre, leur formation étant d'une très-grande fréquence,
il est devenu assez naturel pour quelques accoucheurs de
croire et d'admettre qu'elles étaient le produit de l'utérus lui-
même.

Eh bien! dans les premières années de ma pratique médicale, j'en ai reçu *une entre autres*, où j'ai été assez favorisé
pour avoir à attendre la fin du septième mois, pour en voir
la sortie. Dans ce dernier cas, en outre, le chorion était resté
complet et entier, le fœtus dans un état de conservation par-
faite; il était contenu dans son amnios, auquel il adhérait et se
continuait par son cordon; cette dernière membrane close na-
geait librement dans l'eau du chorion dont elle s'était primiti-
vement détachée.

Les accidents hémorrhagiques qui ont accompagné la sortie
de cette môle, quoique fort sérieux, n'ont point été funestes
chez cette dame.

Ce produit, que j'ai eu le soin de conserver d'abord dans
son entier, je l'ai fait porter chez mon confrère Ambroise
Laënnec, où le lendemain, en présence du Dr Mériadiec, nous
l'avons examiné à loisir.

Le fœtus, par sa conformation et ses dimensions, devait
avoir atteint l'âge d'un mois à six semaines environ, qui se

instruits, qui vont jusqu'à préciser l'organe dont l'altération particulière, après l'acte fécondant, donne lieu à la môle hydatoïde, ce qui leur fait perdre de vue la véritable étiologie de l'affection choriale hydatiforme. C'est là l'impression que m'a produite la lecture du remarquable mémoire de M. Ancelet inséré dernièrement dans les n°˟ 18 et 20 du journal *la Gazette des hôpitaux*. L'auteur, peu édifié sur la manière dont les faits sont exposés dans la science, les a affrontés un à un, et,

trouvait précisément répondre à l'époque de la grossesse où cette dame avait éprouvé une émotion des plus vives, qui, vraisemblablement, avait bien pu occasionner le détachement de l'amnios du chorion, causer la mort du fœtus par la suspension de ses rapports avec la mère, et, en dernier lieu, donner toute liberté au développement hydatiforme des filaments du chorion, jusqu'au jour de son expulsion.

Ce chorion, dans sa forme ovoïde, ne mesurait pas moins, à vue d'œil, de vingt à vingt-cinq centimètres ; à son pôle supérieur se voyait un emplacement circulaire de peu d'étendue, qui était libre de toute vésicule, laissait voir le chorion à nu et n'était recouvert que par un lacis de capillaires sanguins ; sur le bord de cette zone se trouvaient les plus grosses vésicules retenues par des embranchements cylindriques ; au delà les vésicules devenaient plus petites et plus serrées, et leurs filaments plus courts ; au pôle opposé elles s'éclaircissaient davantage, et çà et là même laissaient apercevoir le chorion à nu.

En définitive, c'était la figure exacte et complète du produit d'un avortement d'un mois de gestation encore recouvert par son tissu filamenteux, mais excessivement amplifié dans toutes ses parties.

J'ai fait parvenir aussitôt cette observation curieuse à Paris, où elle a été insérée dans le *Nouveau Journal de médecine, de chirurgie et de pharmacie, faisant suite à celui de Leroux et Corvisart*, année 1822. Ce journal ayant cessé de paraître à cette époque environ, cette observation, probablement, n'aura jamais été lue : du moins il n'en a jamais été fait mention.

Dans la planche qui l'accompagne, la figure que j'y a

après les avoir commentés à sa façon et les avoir
trouvés souvent en contradiction apparente, en a
conclu que les môles hydatiformes, au lieu d'être
dues à l'altération de forme, de volume et de texture des villosités du chorion, seraient déterminées
par une « *altération particulière de l'une des faces*
« *de la membrane caduque produite sous l'influence*
« *de l'imprégnation consistant en la production par*
« *poussées successives par un travail exogène de vé-*
« *sicules indépendantes, adhérentes les unes aux*
« *autres, revêtues d'une membrane commune ten-*

jointe, comme étant un exemple d'un chorion filamenteux du
produit d'un avortement du même âge ; en raison de son
grand développement, était de quelque peu trop âgée ; mais,
alors, sur ce sujet, je n'avais pas encore l'expérience que j'ai
acquise depuis. Le graveur étant obligé, pour se conformer au
format in-8, de diminuer les dimensions de la figure de la
môle que je lui avais donnée pour modèle, a cru pareille-
ment devoir diminuer d'autant les proportions de celle du
fœtus.... ce que je crois aujourd'hui devoir essayer de ré-
parer.

Dans l'année suivante, M. le Dr Mériadiec nous a réunis de
nouveau pour nous mettre sous les yeux le produit d'un avortement récemment expulsé et encore recouvert en entier de son
chorion filamenteux, afin de comparer à la loupe ses filaments
avec les vésicules qu'il avait vues l'année précédente. Etant
assez heureux pour en retrouver une copie, je me permets de
la joindre à la précédente, en remarquant, surtout, combien
la conformation du fœtus y est identique à celle de la môle.

Ne faisant plus de médecine depuis un certain nombre d'années — par raison d'âge — et étant maître de tout mon temps,
je sens aujourd'hui que je me laisse aller au plaisir de revenir
sur les souvenirs de mes premières années, et que j'oublie que
votre temps est précieux et que j'en abuse.

Veuillez en recevoir mes excuses, Monsieur, et agréer les sa-
lutations respectueuses de votre très-honoré confrère,

LE RAY.

Nantes, 16 avril 186?.

« *dant à s'isoler à mesure qu'elles se développent.* »

Ainsi, d'après M. Ancelet, un autre ordre d'idées, à cet égard, devrait être substitué à celui existant actuellement, et ce nouvel état de choses conduirait nécessairement à admettre une espèce pathologique nouvelle, l'*altération particulière de la caduque imprégnée produisant des môles hydatoïdes.* Or tout ceci mérite qu'on y regarde de près. Pour mon compte, bien qu'ayant étudié avec soin un très-grand nombre de produits avortés, je n'ai jamais observé, au nombre des altérations diverses de la membrane caduque, celle qui produirait la môle hydatoïde en question. Mais j'ai toujours vu et constaté que les villosités choriales altérées à des degrés divers, filiformes, en *massues*, renflées au bout, aplaties, plus ou moins rameuses, suivant les âges et à la manière des gemmes des polypes (1), accolées ou non entre elles et toujours attachées au chorion d'une part, sont de l'autre comme incrustées dans les porosités de la caduque, membrane le plus souvent altérée à des degrés divers, où elles vont puiser les matériaux de leur nutrition. Dans ces circonstances les villosités du chorion, qui se trouvent en rapport avec la caduque dite réfléchie, sont celles qui se développent le moins

____

(1) Cette manière de voir, que je partage jusqu'à un certain point, a été exposée par Raspail, t. IV des *Mémoires de la Société d'histoire naturelle de Paris*, et dans un mémoire du même auteur fait en collaboration avec Breschet, sur les *flocons du chorion de l'œuf humain.* 27 nov. 1827, *Soc. philomatique.*

bien et qui finissent même par disparaître vers la fin de la gestation, tandis que les villosités qui sont en rapport avec la caduque non réfléchie ou utérine, grandissent jusqu'au terme de la grossesse. Le dépérissement des unes et le non-dépérissement des autres sont subordonnés à l'état où se trouve la membrane caduque pendant les diverses phases de la gestation. En effet, la portion dite caduque réfléchie est celle qui s'atrophie rapidement à mesure que l'œuf s'accroît, tandis que la caduque utérine subit une métamorphose inverse jusqu'au moment de la parturition. Eh bien ! de ces dispositions anatomiques et de ces données physiologiques, il résulte que ce sont les villosités choriales qui se trouvent en rapport avec la caduque non réfléchie (V. *f, f, fig.* 2), qui peuvent seules se développer pour constituer le placenta, et que c'est de ce côté, également, qu'on rencontre le plus souvent les môles hydatiformes. Ainsi, que les villosités choriales soient pourvues ou non de vaisseaux allantoïdiens, les unes s'amoindrissent et disparaissent assez rapidement, par suite de l'atrophie de la caduque réfléchie qui ne leur fournit plus des matériaux réparateurs suffisants, et les autres, celles qui puisent leur nutrition dans la caduque utérine, encore en pleine fonction, se développent, au contraire, pour constituer le placenta normal ou le placenta hydatiforme. Or, c'est cette partie de l'œuf, plus ou moins altérée et expulsée en masse ou par lambeaux, n'ayant, le plus souvent, aucune forme

distincte, ce qui en rend l'étude bien difficile,
que les auteurs ont décrite à leur manière, et ce
sont ces étranges observations qui ont pu faire
dire à M. Ancelet : « Tout cela (les descriptions)
« me semble bien un peu vague. » Néanmoins
c'est sur ces faits, si bizarres en apparence, et ap-
partenant à divers âges pathologiques, souvent
mal interprétés quand on ne possède pas leur filia-
tion, et sur une observation qui lui est person-
nelle, que M. Ancelet a basé sa nouvelle théorie.
Je ne parlerai pas de tous les auteurs qui ont été
cités, de ceux par exemple qui placent le siége
des vésicules hydatiformes dans les vaisseaux lym-
phatiques, de ceux qui, contradictoirement, l'éta-
blissent dans les vaisseaux sanguins, ou de ceux
qui auraient vu de véritables vésicules suspen-
dues à l'intérieur d'un sac ou à l'extérieur d'une
poche membraneuse ; ni d'Albinus et de Ruysch,
dont les dessins, si souvent reproduits, ne sont
bons qu'à induire en erreur. Tous ces auteurs, et
ils sont nombreux, d'après la nomenclature qu'en
a donnée M. Ancelet, n'avaient que des notions
très-obscures en embryologie, et ont dû fournir,
inévitablement, des données fausses pour l'étude
de l'anatomie pathologique de l'œuf humain. Il
n'en est plus de même des observations publiées
par Cruveilhier, Coste, Cayla, Joulin, Robin,
Mattei, etc., etc., que je tiens, pour mon compte,
pour très-exactes ; celles de M. Robin, entre
autres, concluant à l'analogie de structure entre
les villosités et le chorion, et qui pourtant ont

donné prise à la critique de M. Ancelet, désireux, sans doute, de pouvoir rattacher le plus de faits possible en faveur de son observation, jusqu'ici unique dans la science. Voici, en résumé, en quoi elle consiste :

Madame X..., âgée de 38 ans, fait, après trois grossesses normales, une fausse couche d'environ six semaines ; le produit n'est point examiné par M. Ancelet. Plus tard, retour des règles. Dans l'intervalle, écoulement muqueux, douleurs lombaires et malaise général. Six mois après on constate que l'utérus est développé et que les règles ont été supprimées pendant un mois ; puis, deux mois plus tard, la malade, à la suite d'une perte de sang assez forte, rend une môle hydatiforme constituée par une membrane irrégulièrement circulaire, dit M. Ancelet, à bords déchirés, de 25 à 30 centimètres de diamètre au moins, épaisse de quelques millimètres seulement, et de consistance fibreuse. L'une de ses faces, rouge, d'apparence réticulée, présente des prolongements membraneux et filamenteux, et rappelle exactement l'aspect d'une muqueuse détachée des parties auxquelles elle adhère. L'autre face, qui attire plus particulièrement l'attention, est tout entière recouverte d'une multitude de kystes d'un blanc légèrement rosé, à demi transparents, un peu opalins, dont le volume varie à l'infini, de celui d'une tête d'épingle à celui d'un œuf de pigeon. Ils sont disposés en plusieurs couches superposées, de telle sorte que les plus volumineux sont les superficiels. L'ensemble rappelle assez bien l'aspect d'une grappe de raisin, mais un examen plus approfondi démontre que ce n'est là qu'une simple apparence. Viennent ensuite de nombreux détails sur la forme, la texture et les rapports des vésicules entre elles, qu'il n'est point utile de relater ici. Le point principal était de savoir si les vésicules en question, implantées et comme incrustées dans la membrane caduque, ne provenaient pas du chorion, adossé ou confondu avec elle, resté seul dans l'utérus. Mais la pièce pathologique ayant été jetée par mégarde sans qu'on ait pu, auparavant, la reproduire par le dessin ni en terminer l'étude, l'observation reste incomplète. En présence de ces regrettables lacunes, toute discussion plus approfondie devient inutile, et le fait, en lui-même si singulier qu'il puisse paraître, perd toute sa valeur scientifique et ne peut, en aucune manière, infirmer la théorie généralement admise, concernant l'hydropisie des villosités du chorion dans la formation des môles hydatiformes.

EXPLICATION DES FIGURES

Fig. 1. — Œuf humain au quatrième mois de la grossesse, de grandeur naturelle. Exemple type de l'arrêt de

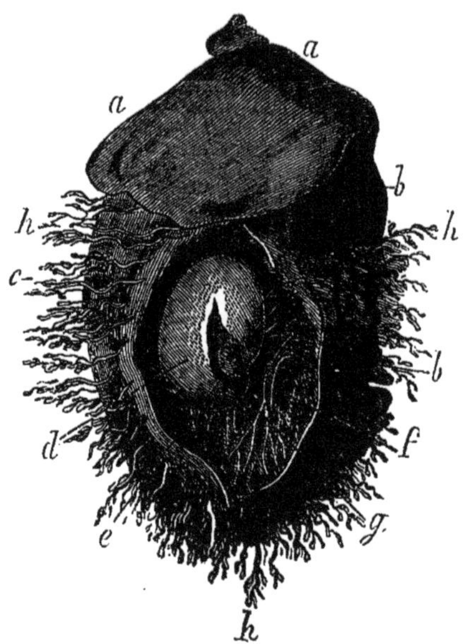

Fig. 1.

développement du fœtus, déterminé par l'arrêt de développement de l'allantoïde.

a, a, portion de la caduque réfléchie et altérée, restée adhérente à l'œuf.

b, b, caillots sanguins.

c, c, chorion villeux ouvert à l'aide d'une incision longitudinale, pour montrer ses rapports avec les parties qu'il renferme.

d, ovoïde constitué par l'amnios et retenu au centre de la cavité choriale par un tissu rétinien et un fluide assez analogue à celui de l'humeur vitrée de l'œil. Ici l'amnios n'a point, à beaucoup près, suivi le même développement que le chorion ; aussi le feuillet amniotique ne se trouve-t-il pas, comme à l'ordinaire, accolé au feuillet chorial.

e, embryon rudimentaire plongé dans l'eau de l'amnios.

f, vésicule ombilicale.

g, allantoïde à peine ébauchée, d'où dépend le non-développement de l'embryon et la non-vascularité des villosités du chorion.

h, *h*, *h*, villosités choriales à leur tour peu développées aussi, à cause de l'altération profonde de la caduque.

Fig. 2. — *a*, *a*, *a*, utérus humain, de grandeur naturelle, sur lequel on a pratiqué une section pour montrer sa cavité et les produits de la conception en voie de développement.

b, *b*, *b*, plan de la section sur lequel on voit le calibre des vaisseaux sanguins du corps de l'utérus divisés transversalement.

c, *c*, *c*, membrane interne de l'utérus ou caduque utérine, sectionnée aux points correspondants à l'orifice interne des trompes (*o*, *o*), et s'arrêtant au col de l'utérus en *c'*, *c'*.

d, *d*, plis de la caduque utérine qui s'avance de chaque côté, pour coiffer l'œuf entièrement et constituer ainsi la caduque dite réfléchie. Ces plis sont représentés allant l'un vers l'autre et un peu avant leur jonction, afin de bien faire comprendre leur évolution. Les points marqués sur la face interne des plis indiquent les orifi-

es qui conduisent au lacis vasculaire de la caduque, par
où pénètrent les villosités choriales.

e, e, porosités analogues de la caduque utérine, par-
semées sur un réseau vasculaire à figure pentagonale.
Toute la caduque est représentée par une ligne qui s'é-
carte du corps de l'utérus, afin de montrer le tissu vas-

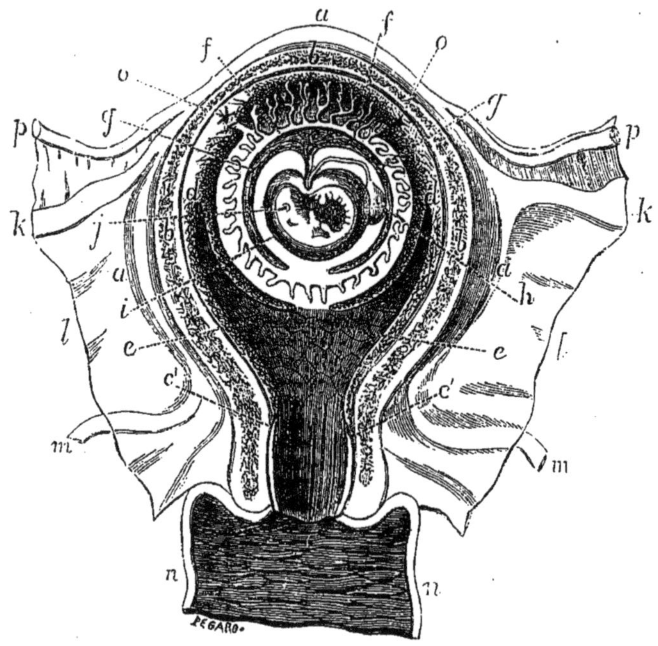

Fig. 2.

culaire et filamenteux qui l'unit au plan musculaire de
l'utérus.

f, f, villosités primitives du chorion non vasculaires
jusqu'au moment de leur jonction avec l'allantoïde.

g, g, allantoïde vasculaire dont les bouts marchant
l'un vers l'autre sont figurés avant leur jonction. Les

vaisseaux de cette vessie vasculaire vont constituer le placenta en *f, f.*

h, vésicule ombilicale placée entre le chorion doublé de l'allantoïde et l'amnios.

i, membrane de l'amnios, contenant le liquide amniotique et l'embryon.

j, embryon de trois semaines.

k, ligaments des ovaires.

l, ligaments larges.

m, ligaments ronds.

n, n, vagin ouvert et en rapport avec le col utérin.

o, o, orifices internes des trompes d'Eustache.

p, p, trompes d'Eustache sectionnées avant leur dilatation en pavillon.

PARIS. — IMPRIMERIE VICTOR GOUPY, 5, RUE GARANCIÈRE.

www.ingramcontent.com/pod-product-compliance
Ingram Content Group UK Ltd.
Pitfield, Milton Keynes, MK11 3LW, UK
UKHW022256070726
13613UKWH00005B/2325

9 782019 293543